SOCIÉTÉ DE PRÉPARATION MILITAIRE

Fondée en 1906

NOTIONS ÉLÉMENTAIRES

HYGIÈNE

PAR

LE DOCTEUR BOURSIAC

MAJOR DE 2ᵉ CLASSE DE RÉSERVE

MEMBRE DU COMITÉ TECHNIQUE DE LA SOCIÉTÉ

PARIS

IMPRIMERIE-PAPETERIE A. NOUVIAN

96, Rue du Bac, 96

1909

Le Clairon du VIᵉ

SOCIÉTÉ DE PRÉPARATION MILITAIRE

Fondée en 1906

NOTIONS ÉLÉMENTAIRES

D'HYGIÈNE

PAR

LE DOCTEUR BOURSIAC

MÉDECIN MAJOR DE 2ᵉ CLASSE DE RÉSERVE

MEMBRE DU COMITÉ TECHNIQUE DE LA SOCIÉTÉ

PARIS

IMPRIMERIE-PAPETERIE A. NOUVIAN

96, Rue du Bac, 96

1909

UNION DES SOCIÉTÉS DE PRÉPARATION MILITAIRE
DE FRANCE

LE CLAIRON DU VI^E

SOCIÉTÉ DE PRÉPARATION MILITAIRE
FONDÉE EN 1906 — DÉCLARÉE SOUS LE NUMÉRO 152.387
Agréé par M. le Ministre de la Guerre le 15 Avril 1909

PRÉSIDENT D'HONNEUR
M. le Maire du VIe Arrondissement

PRÉSIDENT HONORAIRE
M. le Capitaine THOMAS

SIÈGE DE LA SOCIÉTÉ : MAIRIE DU VIe ARR^t

CONSEIL D'ADMINISTRATION

Président : Le Commandant BELLANGER, Chef de Bataillon d'Infanterie territoriale, Chevalier de la Légion d'honneur, 18, Rue du Cherche-Midi Paris.

Vice-Présidents : Le Commandant ANDRY, Officier d'Administration principal de l'Artillerie en retraite, Chevalier de la Légion d'honneur, 15, rue Guénégaud, Paris.

M. D. JANVIER (A ☉) Marchand de Tableaux, 48, Rue Jacob.

Secrétaire : M. Henri SERGENT (A ☉), 165, Rue de Rennes.

Secrétaire-adjoint : M. DALLEQUIN, 18, Rue du Cherche-Midi.

Trésorier : M. HEBUTERNE, 34, Rue des Boulangers.

Directeur des Cours : M. le Lieutenant de réserve LANDUCCI, Médaillé militaire, Commis expéditionnaire au Ministère de la Guerre, 66, Rue du Cherche-Midi.

Instructeur : M. le Lieutenant de réserve SAMAT, Agent de charbonnages, 15, Rue d'Assas, Paris.

Officier de Tir : M. le Lieutenant de réserve CUTU, Rédacteur à la Préfecture de la Seine, 85, Rue de Vaugirard.

Professeur de Topographie : M. DUPLEX, 29, Rue Linné, Paris.

Professeur d'Hygiène : M. le Docteur BOURSIAC, 113, Boulevard Saint-Germain, Paris.

Directeur des Cours de Gymnastique : M. le Lieutenant CASTEL, 9 rue Dauphine, Paris.

Professeur de Gymnastique (Breveté et Diplômé) : M. BAROILLER, 37, Rue de Beaune, Paris.

ADMINISTRATEURS

MM. BRASSEUR (A. ✿), Architecte, 13, Boulevard du Montparnasse.

M. DECAMP (O. I.), Administrateur du Bureau de Bienfaisance, 10, Place Dauphine.

A. DUFOURMANTEL (A. ✿), 180, Boulevard Saint-Germain.

Lieutenant IMBERT, ✿, 28, Rue Pierre Leroux.

A. JULIEN (A. ✿), 141, Boulevard Saint-Germain.

LAFON, ✿ (A. ✿), Directeur honoraire des Postes, 74, Rue de Rennes.

Pierre LEVÉ, Imprimeur, 17, Rue Cassette.

MENESCLOU, 46, Rue Saint-Placide.

COMMISSION TECHNIQUE MILITAIRE

1	MM. le Commandant BELLANGER.
2	le Commandant ANDRY.
3	le Commandant FOUQUET.
4	le Capitaine THOMAS.
5	le Médecin-Major BOURSIAC.
6	le Lieutenant LANDUCCI.
7	— SAMAT.
8	— CUTU.
9	— DECAMP.
10	— IMBERT.
11	— CASTEL.
12	— LOUVET.
13	— DAUTEL.
14	— SERRA.

AVANTAGES DU BREVET D'APTITUDE MILITAIRE

Le Clairon du VIe est une Société d'éducation civique et de préparation militaire. Elle a pour but de préparer les jeunes gens de 16 à 21 ans au Brevet spécial d'aptitude militaire institué par la loi du 8 Avril 1903.

Le Brevet d'aptitude militaire donne les avantages suivants :

1° **Engagements** spéciaux dits " devancement d'appel ".

2° **Choix du Corps.**

3° **Nomination** au grade de Caporal ou Brigadier (après 4 mois de service).

4° **Nomination** au grade de Sous-officier (après 9 mois de service).

5° **Nomination** au grade d'officier après 18 mois de service.

6° **Affectation** à des emplois spéciaux (musiciens, vélocipédistes etc.).

COURS GRATUITS

Les Cours ont lieu :

Pour la préparation militaire

École rue de Vaugirard, 9, *les Mardi et Vendredi de 8 h. 1/2 à 10 h. du soir*

Pour la gymnastique

Gymnase Municipal Huyghens, Rue Huyghens, 10, *les Lundis et Jeudis* (sauf le 4e lundi de chaque mois) *de 8 h. 1/2 à 10 h. 1/2 du soir.*

L'Instruction Ministérielle du 7 Novembre 1908, a complété la série des épreuves du Brevet d'aptitude militaire en y ajoutant " Notions élémentaires d'hygiène et soins corporels ", avec la note minima 10 coéfficient 5 pour l'obtention du Brevet.

C'est pour répondre à cette nouvelle épreuve que le Docteur BOURSIAC, membre de la Commission technique militaire du CLAIRON DU VI°, a élaboré pour nos Élèves le questionnaire suivant.

NOTIONS ÉLÉMENTAIRES D'HYGIÈNE

ET

SOINS CORPORELS

— I —

A quoi le soldat doit-il procéder dès son lever ?
Quand change-t-il de linge ?

Au réveil le soldat doit découvrir son lit, ouvrir les fenêtres (d'un seul côté de la chambre, pour éviter les courants d'air), nettoyer les chambres, essuyer les planches à pain, à bagages, les rateliers d'armes, les tables, les bancs, les poêles. Tout ce nettoyage doit se faire en soulevant le moins possible de poussières, et dans des conditions que nous avons expliquées en détail dans nos causeries (linges humides, fauberts mouillés etc.).

Le linge de corps est changé une fois par semaine au moins. Si ce linge n'est pas envoyé immédiatement au blanchissage, il doit être séché, plié et mis dans un havre-sac particulier, hors des chambres si possible, pour ne pas devenir une source d'infection.

— II —

Quels sont les principaux soins corporels journaliers ?
Le soldat prend-il des bains ?

Chaque jour au réveil les hommes doivent se nettoyer la tête, se rincer la bouche, se brosser les dents et se laver avec soins les mains et la figure (ne pas oublier les oreilles et les ongles).

Chaque homme doit se servir d'une serviette propre, lui appartenant.

Sous aucun prétexte il ne faut se servir des objets de toilette du voisin ; cette façon de faire peu propre, est contraire aux lois les plus élémentaires de l'hygiène, car elle peut favoriser la transmission des maladies contagieuses.

Le soldat prend, au minimum, un bain par aspersion tous les 15 jours. Nous avons parlé dans nos causeries des installations de bains régimentaires, dont certaines sont dues à l'initiative ingénieuse de médecins ou d'officiers du corps.

Pendant le bain douche ou bain par aspersion, les pieds du soldat trempent dans un baquet, ou vient tomber l'eau de la douche.

Pendant la durée de la douche le soldat doit se savonner le corps sans oublier les pieds.

Le lavage particulier des jambes et des pieds doit se pratiquer une fois par semaine au moins, et plus souvent si cette mesure est jugée nécessaire, à la suite de fatigues, pendant les journées chaudes et poussiéreuses de l'été.

Pendant la saison favorable, quand la mer, ou une rivière propice aux bains, se trouvent à proximité du casernement les hommes sont conduits à la baignade environ deux fois par semaine. (Nous avons donné de vive voix, d'amples détails sur les précautions que demande la baignade, sur les accidents qu'on y observe [syncopes, noyades, etc.] et sur la prophylaxie de ces accidents, et les soins à donner dans ces cas particuliers : tractions rythmées de la langue etc.).

— III —

Quand et comment aère-t-on les chambres ?
Où sont battus les effets, les couvertures, les matelas ?

Au réveil, lorsque *tous les hommes sont habillés* toutes les fenêtres *d'un même côté* de la chambre doivent être ouvertes.

D'un seul côté seulement, pour éviter les courants d'air qui enrhument, occasionnent des refroidissements, et enfin aussi font battre les fenêtres, brisent des vitres et soulèvent des poussières.

Dès que les *hommes sont sortis* si on peut encore aérer davantage on le fait.

Dès que les hommes rentrent dans leur chambre, et qu'ils sont en sueur il faut faire fermer les fenêtres.

Pendant la nuit il faut que l'aération soit continue ; pour cela l'air des chambres doit se renouveler automatiquement, au moyen de ventilateurs spéciaux, toujours construits de telle façon que les hommes ne puissent pas les empêcher de fonctionner.

Ces ventilateurs doivent du reste laisser entrer l'air sans gêner les hommes auprès desquels ils sont installés.

Les vêtements, couvertures, matelas, ne doivent jamais être brossés, secoués ou battus dans les chambres, mais seulement au grand air, dans les cours.

On comprend aisément le danger de maladies qui pourraient résulter de la diffusion des germes contenus dans les poussières, si ces poussières étaient répandues dans les chambres par le battage des effets de couverture et d'habillement.

— IV —

Comment sont tenues les chambres ?

Pourquoi ne doit-on pas cracher dans les couloirs, les escaliers, les parquets ?

Ainsi que nous l'avons dit plus haut, les lits sont découverts au réveil au moins pendant une heure, les fenêtres sont ouvertes d'un côté, le mobilier est essuyé, les ordures sont descendues, et le parquet est balayé, mais ce balayage ne doit jamais se faire à sec.

Une fois par semaine on nettoye en grand les planchers lavage et frottage avec des subtances antiseptiques ajoutées à l'eau, ou avec du sable humide additionné de désinfectants.

Une fois par semaine les matelas, couvertures et autres objets de couchage, sont descendus dans les cours pour y être aérés et battus.

Toujours dans un but d'hygiène une fois par an, et tous les six mois en cas de besoin, les murs des chambres doivent être passés à l'eau de chaux additionnée de colle, et quelquefois de substances antiseptiques.

Pour détruire les insectes, les punaises, puces, etc. etc. toutes les fois que cela est nécessaire, mais au moins 2 fois par an, on emploie la poudre de pyrèthre, on lave le mobilier avec de l'huile de pétrole étendue d'eau au dixième. On peut employer en cas de nécessité des moyens plus énergiques de désinfection.

Tous les locaux du casernement sont justiciables des mêmes moyens de nettoyage et de désinfection (salles de discipline, corridors, escaliers, réfectoires, etc.).

On ne doit pas cracher sur le sol, sur les parquets, dans

les escaliers, couloirs ou tout autre partie du casernement, et cela pour plusieurs raisons :

La plus importante, c'est que les crachats étant le plus souvent le véhicule des agents de transmission des maladies contagieuses les plus terribles, notamment de la *tuberculose*, c'est s'exposer et exposer ses camarades à contracter ces diverses affections ; les crachats se desséchant, et leurs poussières virulentes absorbées par la respiration ou de tout autre façon, provoquent l'éclosion des maladies signalées plus haut.

Enfin le fait de cracher sur le sol, constitue une habitude malpropre, répugnante, et dénote une mauvaise éducation.

— V —

Pourquoi les cuisines doivent-elles être particulièrement propres ?

Quelles sont les autres parties de la caserne qui doivent être également propres ?

Il est naturel que les locaux où se trouvent et où se préparent les aliments soient le plus propre possible.

Les cuisines doivent être en outre bien éclairées et ventilées surtout à la partie supérieure pour faciliter la sortie des buées.

Le sol doit être facilement lavable et présenter assez de pente pour l'écoulement facile des eaux. Les murs doivent si possible être également lavables.

La laverie doit être séparée des gardes-mangers.

Les eaux grasses, les déchets de viande, de légumes, etc. ne doivent pas séjourner dans la cuisine.

On évitera ainsi les mauvaises odeurs, les causes de fermentation, de putréfaction, et par suite de contamination des aliments. Ces derniers ne devront jamais traîner sur les tables pour éviter les causes de souillure.

Les autres parties du casernement dont la propreté doit être surveillée spécialement sont : *a)* les cours qui ne doivent pas renfermer de dépôts d'immondices ; *b)* le corps de garde qui doit être très aéré, bien éclairé, facilement lavable, et suffisamment chauffé en hiver ; le poêle du corps de garde sera surmonté d'une bassine pleine d'eau ; *c)* les salles de discipline doivent être particulièrement surveillées, surtout le baquet de propreté que l'on doit quotidiennement désinfecter.

Enfin les lieux d'aisance et les urinoirs doivent être l'objet de soins particuliers et d'une surveillance spéciale.

— VI —

Combien fait-on de repas à la caserne ?

Quelle est la boisson du soldat ?

Où est placée l'eau dans les chambres ?

Les hommes font deux repas principaux par jour, et avant le travail du matin il leur est distribué du café et parfois dans certaines unités une soupe.

L'eau constitue la boisson habituelle du soldat.

Aussi cette eau doit-elle être de très bonne qualité.

Elle doit être souvent analysée bactériologiquement ; les sources dont elle provient doivent être connues et surveillées ; enfin si cette eau est douteuse, elle ne doit être consommée qu'après filtration et ébullition ; dans ce cas particulier elle est additionnée de thé.

Toutes ces précautions doivent être prises pour éviter certaines maladies, notamment *la fièvre typhoïde*.

Quand les ressources le permettent et dans cas exceptionnels (fatigues, marches, etc.) il est fait des distributions de vin.

Dans les chambres, l'eau est placée dans une cruche en grès ; cette cruche doit être toujours d'une extrême propreté, elle doit être rincée et nettoyée souvent à l'eau bouillie.

Elle doit toujours être munie d'une couverture hermétique pour empêcher l'introduction des poussières.

Enfin les hommes ne doivent pas boire directement à la cruche, mais se servir de leurs quarts.

— VII —

Pourquoi le troupier doit-il être à l'aise dans ses vêtements ?

Quelle est sa principale préocupation en vue d'une marche ?

Les effets doivent être simples, commodes, faciles à enlever et à mettre, protéger le corps à la fois contre la chaleur et le froid. Sans oublier la pluie par laquelle ils ne doivent pas se laisser trop pénétrer. Les vêtements imperméables doivent être rejetés pour la marche.

Les vêtements doivent être assez larges pour ne pas gêner la circulation du sang, pour ne pas comprimer le ventre, la poitrine, ne pas contrarier la respiration, assez amples pour ne pas irriter et blesser les points de frottement, pour permettre à l'air de circuler, et ne pas gêner la transpiration.

Les manches, la cravate et la coiffure doivent être

toujours surveillées pour ne pas gêner les mouvements, serrer le cou ou la tête.

Avant de faire une marche, le soldat doit s'assurer que ses vêtements ne le gênent pas, que ses chaussures bien ajustées pour son pied sont en bon état, sont souples, et ne présentent à l'intérieur aucun pli, aucune aspérité pouvant le blesser.

Les chaussures pour la marche ont dû déjà être portées, être brisées.

— VIII —

Comment entretient-il ses pieds en bon état ?

Comment entretient-il ses chaussures ?

Les pieds doivent être à l'aise dans de bonnes chaussures souples.

Avant la marche il faut graisser les parties douloureuses ou susceptibles de frottements.

Éviter les plis des chaussettes, ou des bandes, linges, etc., que souvent on leur substitue (chaussettes russes).

Une demi-heure après la marche, passer un linge humide sur les pieds pour enlever la sueur et les poussières et les graisser de préférence avec de la vaseline neutre.

Éviter pendant les marches les bains de pieds qui ramolissent l'épiderme, favorisent les ampoules et les excoriations.

Graisser au besoin les chaussettes complètement.

Veiller aux plis du cuir et graisser les parties de ce cuir qui par leur frottement ont pu produire des plaies aux pieds.

— IX —

Comment soigne-t-on une écorchure, une ampoule ?

Comment se rafraîchit-on pendant les marches ?

Quand il existe une ampoule il faut la traverser avec un fil propre, bouilli et vaseliné.

L'aiguille sur laquelle est fixé le fil graissé doit être flambée.

On vaseline par dessus en se servant si possible d'une vaseline antiseptique (boriquée, iodoformée, etc.).

En cas d'excoriation il faut faire au plus vite un pansement antiseptique très rigoureux (voir le médecin) afin d'éviter les lymphangites, adénites et autres complications, et faire aussitôt modifier la chaussure.

Il faut boire pendant les marches, à petites gorgées, se gargariser, se rincer la bouche. On boit sans s'arrêter pour remplacer l'eau du corps qui se perd par la sueur, et éviter ainsi des accidents graves.

Il faut boire de l'eau, ou de l'eau additionnée de café, mais jamais sous aucun prétexte de boissons alcooliques, qui donnent une force factice, passagère, suivie de dépression, et qui favorisent le *coup de chaleur* par exemple.

— X —

Y a-t-il danger à boire beaucoup pendant les chaleurs ?

Quelles sont les boissons particulièrement dangereuses ?

Il ne faut pas ingurgiter de grandes quantités d'eau pendant les marches, mais de simples gorgées ; certains soldats se gargarisent et se rincent simplement la bouche pour se rafraîchir ; ils ont raison.

Les meilleures boissons pendant la marche sont le café et le thé mélangés à l'eau. Il faut proscrire absolument l'alcool sous toutes les formes.

Il faut surveiller la qualité des eaux bues pendant les marches et au besoin emporter des provisions d'eau potable si les régions traversées ne renferment que des eaux d'une qualité douteuse.

Se souvenir que pendant les chaleurs, boire une grande quantité d'eau froide, peut entraîner la mort.

Dans les pays, dont les ruisseaux contiennent des sangsues, il faut filtrer les eaux ou même les faire bouillir avant de les consommer. Ne jamais prendre, sous prétexte de se donner du courage, de l'eau-de-vie, du rhum, et surtout pas d'apéritifs à base d'essences (absinthe, vermouth, amers).

— XI —

Quelles sont les précautions à prendre à l'arrivée ou au repos si l'on est en transpiration ? si l'on est mouillé ?

Il ne faut jamais se coucher sur l'herbe fraîche ; ne pas s'allonger à plat ventre sur la terre ; on doit s'asseoir à l'abri du vent. Il faut marcher ou s'agiter si l'on sent que l'on se refroidit. Il ne faut pas se découvrir ou se dévêtir à moins que ce ne soit pour changer le linge mouillé par la sueur ou par la pluie. Il ne faut jamais rester, en effet, avec du linge mouillé sur le corps.

Pour faire ce changement de linge, il faut se mettre dans un endroit très abrité afin d'éviter le brusque refroidissement.

— XII —

Comment se garantit-on contre l'ardeur du soleil?

Le soldat peut-il, sans danger, partir à jeun le matin?

Que doit-il réserver pour la grande halte?

Pour se garantir de l'ardeur du soleil pendant les marches, le soldat doit employer le couvre-nuque ou à défaut, interposer son mouchoir entre la tête et la coiffure, en laissant dépasser un peu ce mouchoir en avant, et en le laissant retomber le plus possible sur la nuque qu'il doit protéger.

Si une partie de la route est ombragée, il faut faire profiter les hommes de cette ombre.

On peut faire, pendant les marches pénibles de l'été, déboutonner les premiers boutons de la capote et retrousser les manches afin de permettre une aération plus efficace. Pour favoriser cette aération, on pourra marcher des deux côtés de la route, en laissant le milieu libre; on pourra, enfin, marcher par petits paquets toujours pour laisser circuler l'air le plus possible. Il faudra marcher sur les hauteurs plutôt que dans les bas-fonds. Les haltes doivent se faire autant que possible dans des endroits ombragés, abrités du vent, et toujours en évitant les bas-fonds propices aux coups de chaleur.

Les hommes ne doivent jamais partir à jeun pour une marche. La syncope guette et atteint ceux qui partent le matin sans manger. Il faut toujours réserver quelques aliments pour la grand'halte, de préférence de la viande froide et du fromage, que l'on pourra faire suivre de café chaud autant que possible.

— XIII —

Que fait-on si l'on doit coucher tout habillé ?

Quelles sont les précautions à prendre pour coucher par terre ?

Il ne faut jamais se coucher directement sur la terre, manière de faire qui peut être l'origine de nombreuses maladies, de courbatures et de rhumatismes en particulier. Il faut toujours interposer entre la terre et le corps, soit des couvertures, ou de la paille, du foin, des feuilles, des copeaux, etc.

Il faut se déserrer et enlever ses chaussures avant de dormir.

On évitera les courants d'air et on se couvrira la tête avec le bonnet de police ou un bonnet de coton enfonçant sur les yeux.

— XIV —

Si on ne dispose pas de paille, que peut-on employer ?

Comment utilise-t-on le feu pour coucher au bivouac ?

A défaut de paille, on se sert de foin, de feuilles, de copeaux, d'herbes sèches, de menus branchages, de sciure de bois, de mousse, de sacs à distribution, de couvertures, etc.

On évitera les herbes aromatiques et les plantes provenant des terrains marécageux.

Il faut se coucher autour des feux de bivouac, les pieds tournés vers les foyers.

Par les temps très froids et surtout de neige, il faut éviter que les hommes rentrant des tranchées ou des avant-postes, s'approchent immédiatement des feux.

Les extrémités engourdies étant ainsi approchées brusquement du feu, peuvent être congelées.

— XV —

Qu'appelle-t-on feuillées ?
Où les emploie-t-on ?
Où et comment les creuse-t-on.

Les latrines des camps étaient autrefois masquées par des murs de gazon surmontés de branches d'où le nom de feuillées, donné aux endroits aménagés temporairement comme latrines, pendant les grand'haltes et les bivouacs (Circulaire ministérielle 22 août 1889).

La feuillée consiste en un sillon de la largeur de la pelle réglementaire et aussi profond qu'on peut le creuser avec la pioche.

La terre de déblai est rejetée à 0^m30 à gauche et à droite du sillon qui est assez étroit pour que l'homme puisse s'accroupir à cheval sur la fosse.

Avant de quitter la feuillée, les hommes doivent recouvrir les matières qu'ils viennent d'y déposer avec un peu de terre de déblai rejetée avec le pied.

Les sillons à moitié remplis sont comblés, et d'autres sont creusés.

On doit jeter deux fois par jour dans les tranchées des désinfectants, bien que la terre sèche soit elle-même un excellent désinfectant des excréments.

L'emplacement des feuillées est indiqué la nuit par une lanterne.

Cet emplacement est fixé dans l'armée française à 60 mètres en avant du front de bandière et à 60 mètres en arrière de la dernière rangée de tentes.